Alejandra Medina-Hernández
Guadalupe Zaldívar
Carlos F. Sosa Ferreyra

Alergia alimentaria

AF151731

Alejandra Medina-Hernández
Guadalupe Zaldívar
Carlos F. Sosa Ferreyra

Alergia alimentaria

Perspectiva mexicana

Editorial Académica Española

Imprint

Any brand names and product names mentioned in this book are subject to trademark, brand or patent protection and are trademarks or registered trademarks of their respective holders. The use of brand names, product names, common names, trade names, product descriptions etc. even without a particular marking in this work is in no way to be construed to mean that such names may be regarded as unrestricted in respect of trademark and brand protection legislation and could thus be used by anyone.

Cover image: www.ingimage.com

Publisher:
Editorial Académica Española
is a trademark of
Dodo Books Indian Ocean Ltd. and OmniScriptum S.R.L publishing group

120 High Road, East Finchley, London, N2 9ED, United Kingdom
Str. Armeneasca 28/1, office 1, Chisinau MD-2012, Republic of Moldova, Europe
Managing Directors: Ieva Konstantinova, Victoria Ursu
info@omniscriptum.com

Printed at: see last page
ISBN: 978-3-659-09726-3

Índice

ALERGIA ALIMENTARIA.   **3**

INTRODUCCIÓN.   3
DEFINICIÓN.   3
EPIDEMIOLOGÍA.   4
FACTORES DE RIESGO.   7
ALIMENTOS IMPLICADOS.   10

ALERGIA ALIMENTARIA MEDIADA POR IGE   **11**

DIAGNÓSTICO   11
HISTORIA CLÍNICA   11
PRUEBAS DIAGNÓSTICAS PARA ALERGIA ALIMENTARIA MEDIADA POR IGE   15
DETERMINACIÓN DE IGE ESPECÍFICA: 16
PRUEBAS CUTÁNEAS.   16
PRUEBAS DE PARCHE: 18
DIETAS DE ELIMINACIÓN   20
RETO ALIMENTARIO   21
OTRAS PRUEBAS   22
DIAGNÓSTICO MOLECULAR O DIAGNÓSTICO POR COMPONENTES   22
PRUEBAS DE ACTIVACIÓN DE BASÓFILOS (BAT)   22
PRUEBAS NO CONVENCIONALES   23

ALERGIA A LOS ALIMENTOS NO MEDIADA POR IGE   **23**

ESOFAGITIS EOSINOFÍLICA (EoE)   24
GASTROENTERITIS EOSINOFILICA (GE)   27
PROCTOCOLITIS EOSINOFÍLICA (PE)   28
TRATAMIENTO.   30
TRATAMIENTO DEL PROCESO AGUDO   30
TRATAMIENTO A LARGO PLAZO   30

PUNTOS PARA CONSIDERAR REFERENCIA A UN ESPECIALISTA.   **32**

PREVENCIÓN DE LA ALERGIA ALIMENTARIA   **33**

MEXIPREVAL   **36**

RESULTADOS   37
PERFIL DEL PACIENTE   37
EDAD Y GÉNERO   37
CARACTERÍSTICAS DEMOGRÁFICAS   38
DATOS CLÍNICOS   38
REACCIONES ANAFILÁCTICAS   39
ASPECTOS PEDIÁTRICOS   40

ALIMENTOS INVOLUCRADOS   40
DIAGNÓSTICO   41
DISCUSIÓN   42

Alergia Alimentaria.

Introducción.

La mayoría de las personas pueden comer una gran variedad de alimentos sin problemas. No obstante, en un pequeño porcentaje de la población hay determinados alimentos o componentes de alimentos que pueden provocar reacciones adversas, que pueden ser desde pequeñas erupciones hasta reacciones alérgicas graves. Las reacciones adversas a los alimentos pueden deberse a una alergia alimentaria o a una intolerancia alimentaria.

Las reacciones adversas a los alimentos se confunden frecuentemente con las alergias alimentarias. En muchos casos, dichas reacciones se deben a algún otro factor - quizás una intoxicación alimentaria, una aversión psicológica a un alimento, o una intolerancia a un ingrediente de un alimento.

Definición.

La alergia alimentaria es una forma específica de intolerancia a un alimento o uno de sus componentes, que activa el sistema inmunológico. Un alérgeno (proteína del alimento causante, que en la mayoría de la gente no produce reacciones adversas) provoca una serie de reacciones en cadena en el sistema inmunológico, entre ellas la producción de anticuerpos. Dichos anticuerpos provocan la segregación de sustancias químicas, como la histamina, que produce varios síntomas.

Epidemiología.

Según la Organización Mundial de Alergias (WAO), la prevalencia de enfermedades alérgicas en la población general es del 30 al 40%.[1] Con un ritmo de crecimiento acelerado en los últimos 60 años, se espera que su prevalencia esté cercana a los 4 mil millones de personas para el año 2050. [2]

De acuerdo a publicaciones recientes, la prevalencia de AA ha incrementado en los últimos 10 años; [3,4] actualmente se calcula que afecta entre el 2 y 8% de la población mundial, [5] siendo los pre-escolares el grupo más afectado con una prevalencia de 10%. [6] Debido a que cada año se incrementan los casos reportados, la alergia alimentaria debe considerarse un problema de salud pública; de hecho, algunos autores la han calificado como "la segunda oleada" de la epidemia alérgica. [3]

Se ha descrito por numerosos grupos, que la percepción de AA en la comunidad es muy superior a la prevalencia real, fluctuando entre 12 y 25% [7]. El 25% de la población en Estados Unidos cree que tiene algún tipo de alergia alimentaria, mientras que el 19% de la población europea ha reportado algún malestar después de la ingestión de algún alimento en particular, según datos obtenidos de la Encuesta de Salud Respiratoria de la Comunidad Europea. En Latinoamérica, Marrugo reportó una prevalencia de 14.9% en la ciudad colombiana de Cartagena, mediante una encuesta de autorreporte. No tenemos datos de prevalencia, ni de incidencia de AA en la República Mexicana. [8][9] En un estudio realizado en el Hospital Universitario de Monterrey, Nuevo León, México, se encontró a la alergia alimentaria como una comorbilidad de los pacientes que acudían a la consulta de

alergia, con una frecuencia de 2.6% siendo el 51% de ellos, niños <5 años, con

predominio de las manifestaciones inmediatas dependientes de IgE [10-16].

Una revisión sistemática reciente en Europa de auto-reporte arrojó una

prevalencia en tiempo de vida de 17.3% y una prevalencia puntual de 5.9%,[17] sin

embargo ésta percepción regularmente no se sustenta con pruebas diagnósticas

objetivas y pudiera deberse a una reacción adversa a alimentos más que a

alergia.[18]

Las reacciones adversas a alimentos pueden ser por intolerancia, toxicidad o por

mecanismos inmunológicos. La alergia alimentaria (AA), es el resultado de una

respuesta inmunológica, que puede ser mediada por IgE (tipo I) y no mediada por

IgE (hipersensibilidad tipo II, III, IV o mixta); y que ocurre por sensibilización a

alergenos alimentarios.[3] (Figura 1).

Figura 1: Clasificación de las Reacciones Adversas a los Alimentos

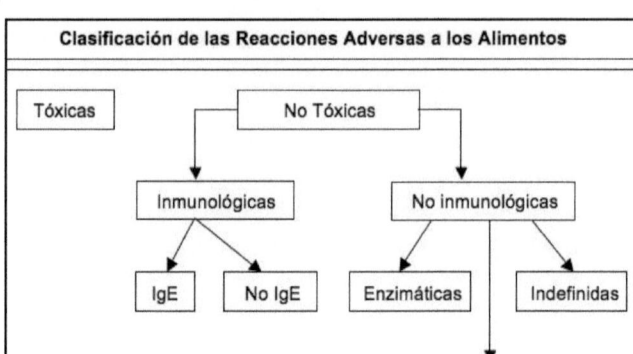

Se puede manifestar con diversos síntomas en diferentes aparatos y sistemas.[3]Puede ocurrir a cualquier edad, pero es más frecuente en los niños.

La estimación puntual de prevalencia de alergia alimentaria es difícil, dado que se utilizan diferentes definiciones y metodologías de captura, que se complican con variaciones poblacionales, geográficas, y otros factores. Es por esto que no existen cuestionarios validados internacionalmente.[5] La sospecha diagnóstica de AA requiere la consideración de aspectos semiológicos, clínicos, paraclínicos y parámetros de laboratorio [4,5].

En un estudio mexicano que incluyó 1971 encuestas sobre AA realizadas por alergólogos, se encontró una mayor incidencia en niños de 2 años y en adultos de 35 años; el 75% tenían antecedentes de atopia y las manifestaciones clínicas más frecuentes se presentaron en piel (57.1%).[19]

Se desconocen las razones del incremento de la prevalencia de alergia alimentaria; sin embargo, debido al corto periodo de tiempo en el que este incremento ocurrió, se sugiere que los factores ambientales tiene mayor efecto que los factores genéticos; [20] esto debido a que los alimentos pueden inducir síntomas en los pacientes sensibilizados a alérgenos homólogos presentes en aeroalergenos, pero hay pocos estudios realizados en poblaciones que utilicen pruebas de reto doble ciego controladas con placebo, patrón de referencia para el diagnóstico de alergia alimentaria, lo cual puede provocar errores en el cálculo de la prevalencia [12,21]

Factores de riesgo.

Existen factores de riesgo genéticos, epigenéticos y ambientales. Los estudios genéticos de AA utilizando genes candidatos, han encontrado más de 10 genes de susceptibilidad. Se sabe que las familia con un hijo con AA, tiene 20% de posibilidades de que otro hermano la padezca. [22] Pocos estudios han explorado las modificaciones epigenéticas, las cuales son cambios postranscripcionales hereditarios en la expresión génica, que no alteran la secuencia del DNA. La epigenética modula las interacciones entre los genes y el medio ambiente.[23] El periodo prenatal, es una ventana de oportunidad para la programación inmunológica del feto. Los mecanismos epigenéticos -metilación del DNA, modificaciones en las histonas o expresión aberrante de microRNA de genes promotores- confieren una plasticidad inherente ofreciendo la oportunidad de reprogramación de la expresión genética a través de estrategias ambientales, para

7

prevenir o favorecer enfermedades.[22,23] Al nacimiento, los niños tienen un perfil pro-alérgico Th2 dado por incremento de IL4, que no persiste. Al nacer, se metila el gen IL-4, virando los linfocitos Th2 a Th0 y la desmetilación del INF-γ favorece la expresión del perfil Th1; mientras que si ocurriera una metilación del INF-γ, se favorecería el perfil Th2.[23] La exposición a contaminantes y/o alergenos favorecen la hipermetilación del INF-γ e hipometilación de IL-4, impidiendo el viraje, por lo que la expresión Th2 persiste.[24] La metilación del gen promotor del INF-γ, puede revertirse con la DNA metiltransferasa. Después de la sensibilización alérgica la metilación del DNA en el gen promotor del INF-γ se incrementa, reduciendo las citocinas Th1 e incrementando las Th2.[23,24] Los alimentos donadores de grupo metil como ácido fólico, betaina, vitaminas B12, B6, B2 y zinc, frenarán el desarrollo de alergia.[22,24] En cuanto a contaminantes intramuros, la exposición in útero al tabaco, ocasiona la metilación aberrante del DNA, favoreciendo la expresión de genes proinflamatorios y expresión de enfermedad alérgica;[25] mientras que la inhibición de la histonadesacetilasa, favorece la expresión del gen FOXP3 (T reg) frenando el desarrollo de AA.[23,24] La exposición a exotoxinas también tiene un papel regulatorio (hipótesis e la higiene). Una baja exposición a microbios en el embarazo, reduce la desmetilación del gen del INF-γ favoreciendo la producción de IL-4 y la aparición de AA; mientras que las embarazadas con alta exposición a bacterias, incrementan la desmetilación de FOXP3, lo que favorece la producción de células T reguladoras del cordón umbilical, frenando el desarrollo de AA.[25] (Figura 2).

Figura 2: Exposiciones ambientales implicadas en la programación inmunológica que afectan la plasticidad en la diferenciación de linfocitos T.

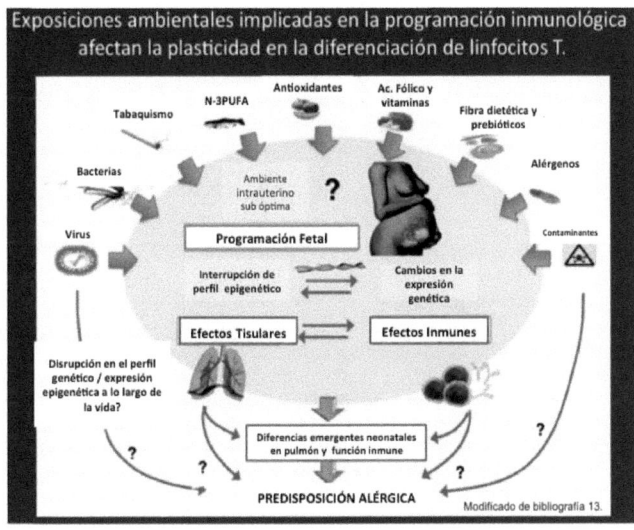

Dado el incremento en la prevalencia de AA, se han investigado diversos factores de riesgo ambientales, para generar recomendaciones preventivas basadas en evidencia, para niños de alto riesgo (con antecedentes familiares de atopia). Dos revisiones sistemáticas recientes evaluaron la efectividad de las estrategias antenatales, perinatales, neonatales, y de la lactancia, generando recomendaciones que incluyen: 1) dieta sin restricciones y sin suplementos alimenticios durante el embarazo y lactancia; 2) seno materno exclusivamente durante los primeros 4 a 6 meses de vida; 3) de requerirse se utilizarán fórmulas hipoalergénicas de suero o caseína extensamente o parcialmente hidrolizadas; 4)

las fórmulas de soya no demuestran efectos preventivos; 5) se recomienda la introducción de alimentos complementarios después de los 4 meses de vida, sean o no alergénicos, y exista o no herencia de atopia; 6) no existe una evidencia científicamente concluyente sobre el uso de probióticos o prebióticos para prevenir la AA; 7) no existen evidencias de medidas preventivas en niños mayores o adultos.[26,27] Estas recomendaciones son similares a las generadas por la Academia Americana de Pediatría [28]

Otros factores de riesgo ambientales para AA, que se han propuesto, pero son controversiales, son: uso de antiácidos, acortamiento en el periodo de sueño, obesidad, prematurez y bajo peso al nacer; ingesta de antioxidantes y ácidos grasos; deficiencia de vitamina D; contaminación, etc.[22]

Alimentos implicados.

La respuesta inmunológica en AA puede originarse por cualquier proteína animal o vegetal, pero cerca del 90% de las reacciones alérgicas a los alimentos son causadas por una docena de alimentos (entre los que se incluyen leche, huevo, trigo, soya y maíz) ; sin embargo, la región geográfica y los hábitos dietéticos juegan un papel importante en las diferencias de frecuencias observadas en estudios realizados en diferentes países (11). En E.U.A, el huevo ocupa el primer lugar seguido de la leche. El tercer lugar lo ocupan los cacahuates en E.U.A. y Suiza; el trigo en Alemania y Japón; el pescado en España y el ajonjolí en Israel.[29] La prevalencia de alimentos que ocasionan reacción por auto-reporte, es del 6% para leche de vaca, huevo 2.5%, trigo 3.6%, cacahuate 0.4%, nueces

1.3%, pescado 2.2% y mariscos 1.3%; mientras que la prevalencia comprobada por pruebas de reto es mucho menor, siendo para leche 0.6%, huevo 0.2%, trigo 0.1%, soya 0.3%, cacahuate 0.2%, nueces 0.5%, pescado 0.1% y mariscos 0.1%.[30]

La alergia alimentaria constituye el principal motivo de consulta en los departamentos de urgencias de los hospitales en los Estados Unidos y Europa; tan sólo en Estados Unidos se le ha relacionado con 300,000 casos de reacciones anafilácticas, 2000 hospitalizaciones y posiblemente con 200 muertes por año. [11]

Alergia alimentaria mediada por IgE

El diagnóstico de alergia alimentaria es un reto ya que con frecuencia los casos leves son ignorados o malinterpretados debido a que los síntomas no son específicos o pueden relacionarse con otras enfermedades. En niños pequeños, el diagnóstico es mas complicado debido a que se debe confiar en la observación de los síntomas por parte de los padres. [26,31-37]

Diagnóstico

Historia Clínica

La presentación clínica de la AA incluye un amplio espectro de signos y síntomas que van desde manifestaciones cutáneas (urticaria, angioedema, dermatitis atópica), gastrointestinales (vómito, cólico, dolor abdominal, diarrea o constipación), respiratorios (rinorrea, sibilancias, tos, disnea) circulatorios (colapso cardiovascular). Están clasificados en reacciones inmediatas o tardías. Las primeras se refieren a reacciones alérgicas que se presentan en las primeras dos horas después de la ingesta del alimento, y las segundas se refieren a aquellas reacciones que se presentan posterior a las dos horas de la ingesta. Sin embargo, esta diferenciación solo se basa en el inicio de los síntomas y no necesariamente describe una diferencia en el mecanismo de lesión.[26,31,34-36]

La Sociedad Japonesa de Alergia e Inmunología Clínica clasifica a la alergia alimentaria en 4 patrones clínicos representativos: que se concentran en la Tabla 1.

Tabla 1: Patrones clínicos de alergia alimentaria

Forma clínica		Edad de inicio	Alimentos frecuentemente asociados	Adquisición de tolerancia	Posibilidad de choque anafiláctico	Mecanismo inmunológico mas probable
1. Alergia gastrointestinal neonatal y del lactante		Periodo neonatal o lactantes	Leche de vaca	Frecuente	+/-	no mediada por IgE
2. Dermatitis atópica asociada con alergia alimentaria		Lactantes	Huevo, leche de vaca, trigo, soya, etc.	frecuente	+	IgE
3. Alergia alimentaria de inicio inmediato (urticaria, anafilaxia)		Cualquier edad	Lactantes y niños pequeños: huevo, leche de vaca, trigo, trigo sarraceno, pescado, cacahuate Escolares y adultos: camarones, pescado, trigo, frutas, trigo sarraceno, cacahuate	Frecuente para huevo, leche de vaca, trigo, soya. Otros alimentos es menos probable	++	IgE
4. Formas específicas	Anafilaxia inducida por ejercicio dependiente de alimentos	Escolares - adultos	Trigo, camarones, calamares, etc	Menos probable	+++	IgE
	Síndrome de alergia oral (SAO)	Cualquier edad	Frutas, vegetales, etc	Menos probable	+/-	IgE

La presentación clínica de una reacción alérgica inducida por alimentos depende de un número de variables por lo que es importante, a partir de establecer un alimento sospechoso, determinar cuál es su patrón de ingesta, el tiempo que transcurrió entre la ingesta del alimento y el inicio de los síntomas, la cantidad (dosis) ingerida, la edad de inicio de los síntomas, su reproducibilidad, e último momento en que los síntomas ocurrieron, detalles de los síntomas que se presentaron, otras condiciones asociadas (ejercicio, ingesta de medicamentos, ingesta de bebidas alcohólicas, etc), si el alimento fue ingerido sólo o en combinación con otros alimentos que pudieran retrasar su absorción y, de forma importante, factores del huésped asociados a la enfermedad como el estado nutricional o la presencia de otras enfermedades atópicas. La utilización de recordatorios de alimentación (recabar la información sobre los hábitos de alimentación del paciente al menos durante las dos últimas semanas) son muy útiles para este propósito. Sin embargo, en revisiones sistemáticas, el valor predictivo positivo de una historia clínica cuidadosa apenas alcanza un 50%.[1-3,5,6]

La presentación clínica de una reacción alérgica inducida por alimentos depende de un número de variables o cofactores, que incluyen factores del huésped, del alimento sospechoso, o de condiciones asociadas, como se muestra en la figura 3.

Figura 3: Factores asociados con Alergia Alimentaria

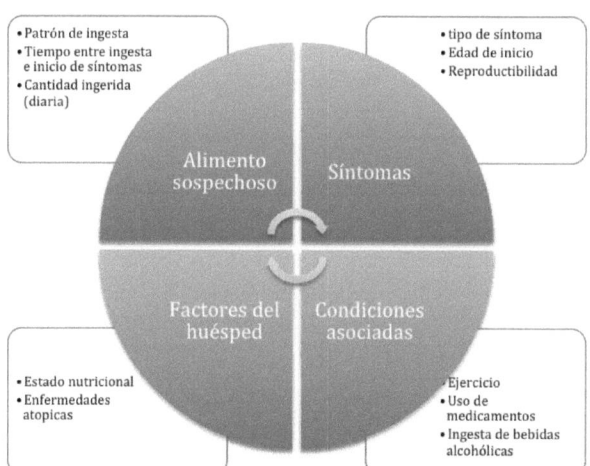

Pruebas diagnósticas para alergia alimentaria mediada por IgE

La demostración de anticuerpos IgE específicos, apoya el diagnóstico de AA mediada por IgE, sin embargo a excepción de las pruebas de reto con el alimento ofensor, ninguna prueba in vivo o in vitro es capaz de proporcionar una predicción segura de la reactividad clínica de un paciente ya que puede existir presencia de anticuerpos de tipo IgE específicos con o sin alergia clínica.[32,34–36]

La sensibilización se define como la presencia de una respuesta IgE específica que ocurre tras la exposición del sistema inmunológico a un alérgeno. Tanto las pruebas cutáneas como las pruebas in vitro utilizan la reactividad de los mastocitos como una forma de lectura para detectar la presencia de anticuerpos de tipo IgE específicos para un antígeno. Aunque las pruebas cutáneas ofrecen, además, información sobre la potencia de los anticuerpos IgE específicos para desencadenar un efecto biológico (por ejemplo la inducción de la liberación de mediadores de los mastocitos), ambas pruebas evalúan la sensibilización. La alergia clínica se define como la aparición de síntomas tras la ingesta de un alimento, y esto no puede predecirse en base a la sensibilización ya que puede existir sensibilización con o sin alergia clínica.[3,5-7]

Determinación de IgE específica:

Pruebas cutáneas.
Son la primera línea para determinar la presencia de anticuerpos de tipo IgE específicos para un alérgeno alimentario[27].

En manos expertas, las pruebas cutáneas se realizan con facilidad, son seguras y los resultados están disponible en 15 minutos. La elección de las pruebas debe basarse en una historia clínica cuidadosa y detallada. Pueden realizarse en pacientes de cualquier edad a pesar de que la reactividad cutánea sea menor en niños pequeños y, posiblemente, en adultos mayores. En ambos casos, es posible encontrar pacientes en que no se detecten anticuerpos IgE específicos en sangre pero con pruebas cutáneas positivas. El uso de extractos alimentarios de buena calidad es altamente recomendado cuando estén disponibles, sin embargo cuando existen discrepancias entre una historia clínica sugestiva y pruebas cutáneas negativas, (posiblemente porque en los extractos comerciales haya disminución de la concentración de alérgenos menores o inestables que pueden ser relevantes para la sensibilización) se recomienda realizar pruebas cutáneas prick to prick en las cuales la piel se punciona con una lanceta con la que previamente se ha puncionado el alimento fresco. Puesto que la concentración de extractos lábiles se reduce drásticamente mientras que los alérgenos estables permanecen presentes en los extractos comerciales de alimentos derivados de plantas, se ha sugerido que se emplee esta observación como una medida para realizar un diagnostico diferencial entre pacientes sensiblizados a alérgenos estables (por ejemplo LTP, proteínas de almacenamiento, etc) o lábiles (por ejemplo homólogos de Bet v1, profilinas). El principal inconveniente de las pruebas de prick to prick es su baja especificidad resultando en un alto porcentaje de resultados falsos positivos, la imposibilidad de estandarizar la fuente de alérgenos y su alta dependencia de la disponibilidad del alimento en cuestión fresco. La reducida especificidad es, entre otras razones, una expresión de la reactividad cruzada entre polenes y otros alimentos relacionados, y la única forma de controlar la relevancia clínica de las pruebas cutáneas positivas es mediante la realización de pruebas de reto oral controladas.

Se deben evitar las pruebas intradérmicas con antígenos alimentarios debido a que pueden presentarse falsos positivos o provocar reacciones anafilácticas.[21]

En los niños con DA y alergia alimentaria al huevo, leche, cacahuate y pescado, las pruebas cutáneas tienen excelente sensibilidad y valor predictivo negativo (generalmente >90%), pero escasa especificidad y valor predictivo positivo (50 a 85%) de modo que una prueba cutánea negativa representa un buen método para descartar una alergia alimentaria mediada por IgE mientras que un resultado positivo no confirma el diagnóstico. [21, 24]

Antes de realizar pruebas cutáneas el uso de medicamentos como antihistamínicos o esteroides deben descontinuarse debido a que influyen en los resultados. Una prueba cutánea positiva indica la presencia de anticuerpos IgE específicos, más del 95% de los pacientes con pruebas cutáneas negativas no tendrán síntomas de alergia alimentaria inmediata. Sin embargo, este resultado por si solo no sostiene el diagnostico de alergia alimentaria mediada por IgE especialmente en niños, cuya piel es menos reactiva [21-24]. Se necesitan estudios para definir el tamaño de roncha que determine valor predictivo positivo para diferentes alimentos, edades y poblaciones. [16,21,22,24]

Pruebas de parche:

Una prueba de parche, en la cual un antígeno alimentario se aplica sobre la piel es útil para predecir reacciones alérgicas no inmediatas por IgE en el diagnóstico de dermatitis atópica. Son difíciles de interpretar, cuando no se tiene un entrenamiento especializado ya que pueden presentar reacciones inespecíficas. Algunos autores han reportado que las pruebas de parche tienen pobre confiabilidad y no incrementan la rapidez del proceso diagnóstico. Sin embargo, no existe consenso. [32,38,39]

Pruebas in vitro:

La presencia de títulos de anticuerpos de tipo IgE específicos para un alimento particular, como resultado de sensibilización directa o por reactividad cruzada, sugiere la sensibilización a ese antígeno en particular, pero no necesariamente que se induzcan síntomas. La ausencia de alergia clínica en presencia de anticuerpos IgE específicos puede ser causada por diversas variables incluyendo la ausencia de cofactores, niveles extremadamente bajos de IgE específica, IgE específica de baja afinidad o inactiva o un umbral elevado. Sin embargo, para algunos antígenos (huevo, leche de vaca y cacahuate) se puede realizar una curva de probabilidad para indicar la correlación entre los anticuerpos IgE específicos y las tasas positivas de reacciones inmediatas en las pruebas de reto alimentario. Las pruebas in vitro pueden ser mas sensibles en lactantes, y podrían ser el método de elección en el caso de dermatitis extensas o dermografismo, o si no pueden descontinuarse el uso de antihistamínicos. [31,32]

Los resultados de las pruebas cutáneas y las determinaciones de IgE específica en suero con frecuencia se emplean de forma intercambiable en la practica clínica, pero hay poca evidencia de cómo estos dos métodos diagnósticos correlacionen en niños pequeños por lo que las pruebas de alergia deben realizarse en niños con síntomas significativos y no como una herramienta de tamizaje. [33]

Los resultados de las pruebas cutáneas y las determinaciones de IgE específica en suero con frecuencia se emplean de forma intercambiable en la practica clínica, pero hay poca evidencia de cómo estos dos métodos diagnósticos correlacionen en niños pequeños. En un estudio de cohorte, se ha reportado moderada o pobre correlación para alérgenos alimentarios por lo que las pruebas de alergia deben realizarse en niños con síntomas significativos y no como una herramienta de tamizaje. [33]

Se requieren las dietas de eliminación con y los retos alimentarios para establecer el diagnóstico preciso de alergia, mediada o no por IgE. [26]

Dietas de eliminación

Una dieta de eliminación con fines diagnósticos consiste en evitar el alimento sospechoso basado en una buena historia clínica durante no más de cuatro semanas en el caso de alergia mediada por IgE y hasta 6 semanas si se sospecha alergia no mediada por IgE, tiempo suficiente para demostrar una mejoría en los síntomas. La alimentación deberá ser cuidadosamente monitorizada y evaluada para evitar restricciones alimenticias innecesarias. Si la dieta de eliminación no da resultados claros, deberá reevaluarse si podría existir participación de cofactores. Cuando una dieta de eliminación bien realizada no mejora los síntomas, el diagnóstico de alergia alimentaria es poco probable. La fase de eliminación debe seguirse de una reintroducción progresiva del alimento eliminado. Cuando no existe riesgo de una reacción grave, ésta podrá realizarse en casa. Si se reporta aparición de síntomas, éstos deberán ser confirmados por un reto oral en el hospital. [26]

Reto alimentario

Están indicados para 1) confirmar el diagnóstico, 2) monitorizar la alergia alimentaria, o 3) para evaluar la aparición de tolerancia. Existen guías que describen el procedimiento para el reto alimentario en detalle a fin de evitar reacciones severas con dosis calculadas en base a incrementos logarítmicos y los intervalos de tiempo [40]. Para muchos alimentos, como leche, huevo, cacahuate o nueces, los rangos varían de 3 mg a 3 grs de proteína. Un reto alimentario se suspende en el momento que se presentan reacciones clínicas o cuando se haya consumido la última dosis aun cuando no hayan aparecido síntomas. Para optimizar la seguridad, los signos vitales deben monitorizarse estrechamente y el personal médico deberá estar entrenado para tratar cualquier posible reacción alérgica, incluyendo anafilaxia [26,41,42]

Las pruebas de reto alimentario pueden realizarse abiertas o cerradas, y controlados con placebo. El reto doble ciego controlado con placebo se considera como el estándar de oro para el diagnóstico de alergia alimentaria y se prefiere sobre los retos abiertos. Se emplean generalmente en estudios de investigación, en enfermedades crónicas como la dermatitis atópica, para pacientes que aparentemente tienen reacciones alérgicas a múltiples alimentos y cuando la percepción subjetiva del paciente podría actuar como un distractor en la valoración de los síntomas.[26,32,34]

La determinación de la sensibilización a un alérgeno alimentario sospechoso incluye la evaluación de cosensibilizadores y alérgenos de reactividad cruzada de otros alimentos o de aeroalergenos. Para evitar la identificación de alérgenos alimentarios que no tienen relevancia clínica, solamente los alérgenos alimentarios o aeroalergenos que tengan relación con la presentación clínica, la edad, los hábitos alimenticios, la localización geográfica del paciente deberán ser investigados. [26,32,43]

Otras pruebas

Diagnóstico molecular o diagnóstico por componentes

Se han desarrollado otras técnicas para la identificación de anticuerpos de tipo IgE específicos, lo que se conoce como diagnóstico molecular o por componentes. Los anticuerpos IgE específicos son medidas contra moléculas alergénicas individuales de los alimentos con el potencial de mejorar la especificidad de las pruebas séricas y la especificidad de los alimentos seleccionados. Esto puede hacerse mediante formatos que miden un solo alérgeno o en microarreglos, los cuales prueban una variedad de alérgenos purificados simultáneamente. [26]

Pruebas de activación de basófilos (BAT)

Se han empleado en el diagnostico de alergia a leche de vaca, huevo, y cacahuate, asi como en el diagnostico de síndromes polen-alimento. Ha mostrado una alta especificidad y valor predictivo negativo que las pruebas cutáneas y la determinación de IgE especifica, sin perder positividad y valor predictivo positivo. Sin embargo BAT requiere de un laboratorio especializado y hacen falta evidencia de estudios clínicos. [26]

Otra área de investigación prometedora es la determinación de anticuerpos IgE contra péptidos lineares sintéticos superpuestos en alérgenos alimentarios. Ya se han realizado estudios para leche, cacahuate, huevo y camarón pero hacen falta mas estudios. [26]

Pruebas no convencionales

La determinación de IgG e IgG4, bioresonancia, kinesiología, iridología, análisis de cabello, pruebas de citotoxicidad no son pruebas validadas y por ende no se recomiendan para el diagnóstico de alergia alimentaria.[26,36]

Alergia a los alimentos no mediada por IgE

Los pacientes con AA no mediada por IgE tienen, predominantemente, síntomas gastrointestinales, aunque no es exclusivo. Sus mecanismos fisiopatológicos no están bien caracterizados pero se mencionan desordenes mediados por células T o mediados por eosinófilos. Además se reconoce cada vez más la enfermedad eosinofílica del aparato gastrointestinal con sensibilización por IgE. Las enfermedades gastrointestinales no mediadas por IgE son a menudo clasificadas como Enteropatías por proteínas alimentarias. Los trastornos mixtos mediados por IgE y no mediados por IgE, se conocen como Gastroenteropatías eosinofílicas. Se manifiestan por una infiltración de eosinófilos en al menos una capa de la mucosa gastrointestinal e incluyen Esofagitis Eosinofílica (EoE), Gastroenteritis Eosinofílica (EG) y Proctocolitis Eosinofílica (EP) (Figura 4). [44–46]

Figura 4: Espectro de las enfermedades inflamatorias intestinales que involucran la presencia de eosinófilos

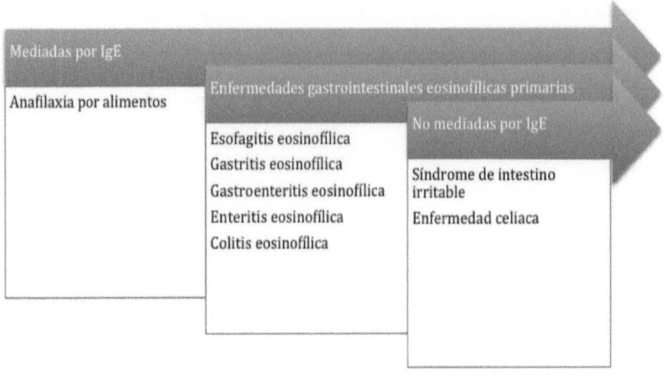

Esofagitis Eosinofílica (EoE)

Es probablemente la patología más problemática de todos los desordenes gastrointestinales eosinofílicos. Es una enfermedad inmunológica crónica y clínicopatológica mediada por antígenos alimentarios que se caracterizan por la infiltración de eosinófilos en el epitelio de la mucosa esofágica con resultados de fibrosis y disfunción esofágica. Se presenta tanto en niños como adultos. Es un problema cuya etiopatogenia y fisiología aun no está bien conocidas, entendiendo con claridad que el antígeno alimentario es la causa que desencadena una respuesta Inmunoalérgica de etiología mixta no mediada por IgE y en algunas ocasiones involucrada la IgE. En los niños la EoE se presenta como dolor abdominal, nauseas, vómito, reflujo. En los adolecentes y adultos es más frecuente la disfagia, pirosis e impactación de alimentos y estenosis. Clínicamente es importante resaltar que en un alto porcentaje de los casos el paciente presenta además de síntomas propios de la EoE otra enfermedad atópica como asma, rinitis y/o dermatitis atópica con un rango alto de 40 – 90% comparado en el 20% de la población general. Actualmente la prevalencia en niños se estima de 50.5 por cada 10 000 habitantes. En los adultos la enfermedad se presenta con un pico alto entre 35 y 39 años. [44–46]

El diagnóstico de la EoE es clínico y anatomopatológico. Los síntomas clínicos mencionados permiten realizar biopsia de esófago donde se debe encontrar más de 15 eosinófilos por campo de alto poder en cada una de las biopsias, siendo importante realizar biopsias tanto del tercio superior como medio e inferior del esófago y haber excluido otras causas que originen eosinofilia en este órgano, además de falla al tratamiento con inhibidores de la bomba de protones como medicamento de base.[44–46]

La EoE debe ser manejada con corticoesteroide tópico como fluticasona o budesonide, dieta de eliminación (sin la causa etiológica del antígeno alimentario) y formulas a base de aminoácidos. En algunos casos se emplean dietas oligoalergenicas (eliminación empírica de leche, cacahuate, huevo, nuez, entre otros). La dilatación endoscópica se utiliza en casos severos donde la fibrosis es muy importante. El manejo debe ser multidisciplinario (alergólogo, gastroenterólogo, patólogo, licenciado en nutrición, pediatra o internista). En la medida que se conozca mejor la fisiopatología será igualmente el diagnóstico. Existen alergenos no sólo alimentarios que pueden actuar como agentes etiológicos y los pólenes son muy importantes de tomar en cuenta en las formas

mixtas de EoE. [44–46]

Tabla 2: Entidades clínicas con las que debe establecerse el diagnóstico diferencial de Esofagitis Eosinofílica

Enfermedad por reflujo gastroesofágico	Enfermedad celiaca	Gastroenteritis eosinofílica
Enfermedad de Crohn	**Síndrome hipereosinofílico**	**Acalasia**
Vasculitis, pénfigo, enfermedad del tejido conectivo	**Infección viral y por hongos**	**Enfermedad injerto vs huésped**

Figura 5: Ruta diagnóstica de la Esofagitis Eosinofílica

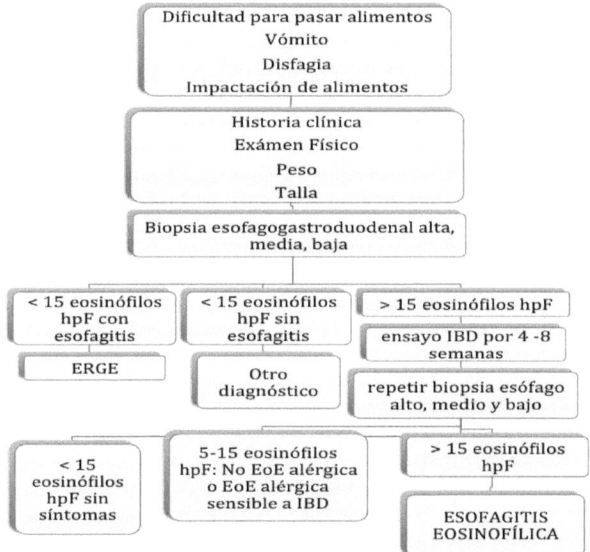

Gastroenteritis Eosinofilica (GE)

Es un padecimiento que cada vez se presenta con mayor incidencia, tanto en niños como adultos, y con síntomas atribuibles a una inflamación gastrointestinal dada por un infiltrado de eosinófilos en mucosa gástrica e intestinal. Este infiltrado puede afectar cualquier capa del tracto gastrointestinal (mucosa, muscular o serosa). En cámara gástrica generalmente solo afecta la capa mucosa, no así en intestinos donde puede afectar la muscular y serosa, sobre todo intestino delgado y causa obstrucción intestinal con vómito y ascitis. La etiología exacta es desconocida, aunque ahora se reconoce la sensibilidad mediada o no por IgE.

Alimentos específicos han sido implicados como causa de GE, Existe igualmente datos inmunopatológicos donde la interacción entre linfocitosTH2 productores de citocinas y los eosinófilos esta presente sin que exista una mediación de la IgE. Los síntomas más comunes de la GE incluyen dolor abdominal tipo cólico, diarrea, perdida de peso, disfagia y vómitos. Como en la EoE un porcentaje alto de los pacientes cuentan con antecedentes o historia familiar de atopia. Puede en casos severos presentarse sangrado gastrointestinal con cierto grado de anemia. En esta entidad llama la atención que la mayoría de los pacientes cuentan con una elevación de la IgE en sangre sin encontrar aún con claridad su relación con la patología existente, pero sin duda, que puede ser causal a pesar que los trabajos de Investigación no especifiquen con claridad. que puede representan una respuesta de hipersensibilidad tipo I. Es importante valorar al paciente en forma integral y estar pendiente de los datos de comorbilidad lo que permite que sea un manejo multidisciplinario el que trate al paciente como el alergólogo, gastroenterólogo, licenciado en nutrición, pediatra o médico internista. [44–46]

Proctocolitis Eosinofílica (PE)

Mas del 50% de los casos de Proctocolitis Eosinofilica ocurre en lactantes y es probable que los niños estén en contacto con antígenos que la madre este ingiriendo y al amamantar al paciente pase por la leche de la madre. Los síntomas más frecuentes son diarrea, sangrado rectal con un aumento en la producción de moco. En los niños las estrías sanguinolentas pueden ser causadas por la inflamación alérgica eosinofílica. Estos pacientes al igual que EoE y G.E se asocian a dermatitis atópica, asma, rinitis, rara vez lucen enfermos los pacientes y sin embargo, pueden llegar a tener anemia o pobre ganancia de peso. En los últimos años se ha avanzado en conocer mejor la fisiopatología de la alergia alimentaria, sin embargo, aun permanecen muchos datos desconocidos por lo que no es posible explicar como el alimento ocasiona la presencia del eosinófilo en mucosas sin la participación de la IgE. Todavía no entendemos con claridad porque en una persona determinada podría desarrollarse alergia alimentaria mediada por IgE o no mediada por IgE en trastornos eosinofílicos [44-46].

El diagnóstico actual de este tipo de padecimiento eosinofílico se basa en la en la historia clínica sugestiva de reacciones similares repetidas después de la exposición al alimento, en pruebas cutáneas negativas, ausencia de anticuerpos detectables IgE específicos a alimento y biopsia de mucosa del colon. En ocasiones es necesario el reto del alimento versus síntomas, para aclarar el diagnóstico de alergia alimentaria no mediada por IgE [44-46].

Para establecer el diagnóstico de AA no mediada a IgE, deberá realizarse un diagnóstico clínico muy detallado. Mostramos la relación entre la frecuencia de síntomas gastrointestinales en relación con el posible cuadro clínico relacionado (Tabla 3).

Tabla 3: Síntomas gastrointestinales asociados con AA no mediada por IgE

Síntomas	Reflujo	Vómito	Dolor abdominal	Dolor torácico	Disfagia	Impactación de alimentos	Diarrea	Sangrado intestinal	Eosinófilos en mucosa
Eeo	x	x	x	x	x	x			x
GEo	x	x	x	x	x		x	x	x
PEo		x	x				x	x	x

Tratamiento.

Tratamiento del proceso agudo

En el pasado, la piedra angular era la evitación del alérgeno [26,31,32] y el tratamiento de emergencia de las exposiciones accidentales. En éstos casos, identificar los pacientes con riesgo de anafilaxia es importante. Estos incluyen: 1) anafilaxia previa, 2) cofactores tales como AINEs, ejercicio, infecciones, 3) mastocitosis. No existe evidencia de que los antihistamínicos sean eficaces en el tratamiento de síntomas severos, y su administración "profiláctica" puede ocultar los síntomas tempranos de anafilaxia y conducir al retraso del tratamiento. [26,47]

Tratamiento a largo plazo

Uno de lo principales objetivos del cuidado alergológico clínico de un paciente con AA debiera ser preservar la calidad de vida evitando innecesarias restricciones dietéticas. Para este fin, los pacientes deben ser educados para reconocer los síntomas iniciales de una reacción alérgica, deben aprender a leer etiquetas y reconocer las fuentes alimenticias de alto riesgo (particularmente los alérgenos ocultos). Los pacientes en riesgo de reacciones severas deben aprender a emplear epinefrina autoadministrada y deberán tener un plan de emergencia por escrito [36]

Para asegurarse de que todos los nutrientes presentes en el o los alimentos eliminados de la dieta son cubiertos por fuentes alternas, debe establecerse un plan, de preferencia elaborado por un nutriólogo especializado en el tema. Los factores de riesgo para malnutrición en niños con AA son: retraso en el diagnóstico, inicio temprano de la enfermedad, alergia a múltiples alimentos, enfermedad en fase activa, inflamación intestinal persistente (subclínica), eliminación de muchos alimentos en la dieta, eliminación en la dieta de alimentos con alto valor nutricional (leche, huevo), pobre cumplimiento del manejo dietético (renuencia a expandir la dieta), autolimitaciones extremas en la dieta, asociación con enfermedades atópicas (asma, dermatitis atópica) o con enfermedades crónicas. [26,31,34,48]

La inmunoterapia oral podría ser útil en el desarrollo de tolerancia, pero aún está en fase experimental [49]

Omalizumab es un anticuerpo monoclonal, autorizado en el tratamiento del asma. Se está investigado su utilidad en alergia alimentaria donde se sugiere podría acelerar la adquisición de tolerancia. En las formas no mediadas por IgE se han empleado anticuerpos anti IL-5 (mepolizumab y reslizumab), pero aún faltan estudios. [5,26]

En el caso de la alergia no mediada por IgE, se ha empleado dosis altas de montelukast o cromoglicato disódico, antihistamínicos, pero parece no tener buenos resultados a diferencia de esteroides vía oral (budesonida o fluticasona).

En casos de pacientes con datos clínicos de gastroenteritis eosinofilica y atopia en otro órgano con pruebas cutáneas positivas será necesario un manejo mixto antialérgico propio de la coomorbilidad como la inmunoterapia específica.

Puntos para considerar referencia a un especialista.

Debe considerarse la referencia cuando: 1) el niño presente detención del crecimiento asociado con síntomas gastrointestinales, 2) no exista respuesta a dietas de eliminación de un solo alimento, 3) se hayan presentado reacciones sistémicas, 4) AA mediada por IgE asociada con asma, 4) AA asociada con dermatitis atópica severa, 5) sospecha de Aa múltiples, 6) sospecha persistente de AA por parte de los padres (especialmente en niños pequeños o con síntomas inexplicables) a pesar de una historia clínica poco probable, 7) historia clínica altamente sugestiva con determinaciones de IgE específica negativas, para establecer 1) el diagnostico exacto (se requiere de una prueba de reto), 2) proporcionar instrucción en dietas, incluyendo dietas de eliminación y alternativas dietéticas especialmente cuando son solicitadas en la guardería, el jardín de niños, la escuela, etc 3) proporcionar instrucciones en el uso de adrenalina autoadministrada para anafilaxia.[31,36,47]

Figura 6:Algoritmo diagnóstico de Alergia Alimentaria

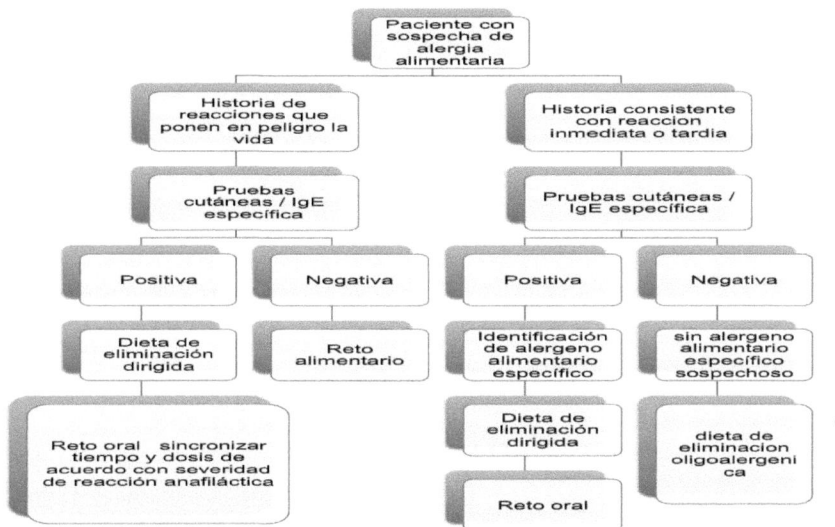

Utilizado con permiso de: Muraro A, Werfel T, Hoffmann-Sommergruber K, et al. Allergy 2014.

Prevención de la alergia alimentaria

La prevalencia de las reacciones de hipersensibilidad alimentaria (pero también la posibilidad de prevenirla) es grande. Los alimentos involucrados con mayor frecuencia son leche, huevo, cacahuate, nueces, y pescado con diferencias regionales causadas por los habitos alimentarios locales. Dependiendo del alérgeno, los niños pueden superar su alergia pero en otros casos (pacientes con alergia al cacahuate, nueces o pescado) podrán permanecer clínicamente reactivos. En casos particulares, la alergia alimentaria es el primer dato de la marcha alérgica, así en lactantes con alergia alimentaria y dermatitis atópica severa, el 75% de los casos desarrollará rinitis alérgica y asma a los 4 años de edad, mientras que niños mayores y adultos jóvenes serán mas susceptibles a presentar síndrome de alergia oral debida a reactividad cruzada entre pólenes y proteínas alimentarias. [32,35]

No se requieren restricciones en la alimentación materna durante el embarazo y la lactancia. Los lactantes de alto riesgo deberían ser alimentados exclusivamente al seno materno por lo menos 4 a 6 meses, con la introducción temprana de alimentos sólidos. Las formulas de hidrolizados podría ser utilizadas en lactantes de alto riesgo quienes no reciban seno materno exclusivo aunque la evidencia es mixta. Una dieta balanceada con frutas frescas, vegetales y vitaminas podría tener un papel importante en la prevención de las alergias y tendría muchas ventajas en la salud y el bienestar general. El uso de fórmulas de soya no mostró efecto protector. Se ha encontrado muy poca evidencia sobre las estrategias para prevenir la alergia alimentaria en niños mayores o adultos. Los métodos de prevención secundaria como el tratamiento de las exposiciones accidentales o la inmunoterapia aun se encuentran en etapas tempranas y las reacciones adversas no anticipadas aún pueden ocurrir. [50,51]

Implementando la inmunomodulación en etapas tempranas y aun in útero, la prevención de la sensibilización podría traducirse en un menor riesgo para producir alergias. Estudios en familias de gemelos proveen evidencia de un componente hereditario en alergia alimentaria, si embargo, estudios de asociación en todo el genoma (GWAS) no han sido capaces de identificar genes candidatos específicos para la alergia a los alimentos que pudieran ser objeto de nuevos enfoques terapéuticos en el futuro. Las complejas interacciones entre la epigenetica y el medio ambiente podría tener un papel relevante en la modulación de la sensibilización en la infancia y en el desarrollo de las enfermedades alérgicas, por lo tanto la modificación de factores ambientales en la infancia temprana podría ser el primer paso en la prevención de la alergia alimentaria [50].

En resumen, el diagnóstico de alergia alimentaria parte de una fuerte sospecha clínica. Debe elaborarse una historia clínica detallada, donde, si existe sospecha de un alimento en particular, deberá establecerse el patrón de ingesta del mismo, asi como la presencia de factores asociados. Si no ha habido reacciones que comprometan la vida, se recomienda realizar pruebas cutáneas como primer estudio diagnóstico, ya que es útil en los casos de alergia mediada por IgE como en las formas mixtas, si éstas son positivas, entonces deberá realizarse una dieta de eliminación dirigida al alimento identificado y, posteriormente confirmarse con un reto oral. Si las pruebas cutáneas son negativas, y no se ha identificado algún alimento en particular, entonces deberá realizarse una dieta de eliminación oligoalergénica. Si se han presentado con anterioridad reacciones que pongan en peligro la vida, deberán realizarse, de igual modo pruebas cutáneas, y si estas son positivas, podrá realizarse determinación de IgE sérica específica, para determinar si pueden realizarse reto oral. En el caso de pruebas cutaneas negativas, se realizará reto alimentario supervisado por especialista. (figura 4).

MEXIPREVAL

En México no hay estudios de prevalencia de alergia alimentaria, y, por ende, no se ocnocen los cuadros clínicos que se asocian con mayore frecuencia a alergia alimentaria ni los alergenos alimentarios mas comunes en el país.

El objetivo del estudio Mexipreval fue determinar el perfil clínico y epidemiológico de los pacientes con sospecha de alergia alimentaria vistos en la consulta médica y conocer las conductas diagnósticas y terapéuticos de los médicos que ven pacientes con sospecha de alergia alimentaria mediante un estudio observacional, descriptivo, transversal prospectivo de pacientes en quienes se sospechó el diagnóstico de alergia alimentaria vistos por primera vez en la consulta de los médicos participantes, en el periodo de marzo de 2013 a marzo de 2014, en la mayoría de los estados de la República Mexicana.

Se establecieron grupos de trabajo, agrupados en 8 regiones: Noroeste, Noreste, Occidente, Región Centro A, Región Centro B, Sur, Península y Ciudad de México, con lo cual se abarcó la totalidad de la superficie de la República Mexicana.

Aún cuando los grupos de trabajo tenían como líder a un pediatra especialista en alergia, se invitó a colaborar a médicos de otras especialidades que trataban pacientes con el diagnóstico de alergia alimentaria.

Debido a la falta de registros universales en el sistema de salud mexicano, se obtuvo una muestra por conveniencia de los pacientes vistos en la consulta de los médicos participantes, a quienes se les asignó un código de identificación único y que llenaron un cuestionario en línea al cual podían acceder mediante una liga única pero que no podían modificar. El cuestionario constaba de 3 dimensiones: información socioeconómica, uso de los servicios de salud y aspectos clínicos.

Se incluyeron los datos de pacientes que respondieron afirmativamente a la respuesta si se conocían alérgicos a algún alimento o bien, si por los datos de la historia clínica realizada por el médico investigador, éste consideraba que los síntomas podrían ser causados por alergia alimentaria.

Resultados

Se obtuvieron mil novecientas setenta y una encuestas (1971) de las ocho regiones en las que se dividió el país. El número específico de encuestas por entidad federativa se muestra en la tabla 2. A pesar de que la invitación fue abierta y voluntaria, no obtuvimos respuesta de dos estados, y en algunos otros, la respuesta fue baja. (Figura 7).

Perfil del Paciente

Edad y Género

Un alto porcentaje de los pacientes vistos con sospecha de alergia alimentaria fueron niños (70.7% de la muestra total), con un rango de edades entre un mes y 82 años de edad, con una distribución bimodal, con un pico a los dos años y un segundo pico a los 35 años de edad y un promedio de 13 años. El porcentaje de hombres fue de 49% y de mujeres del 51%.

37

Características demográficas

84% de los pacientes fueron mestizos, de procedencia urbana (90.5%) vistos en el sector de atención médica privada (74.3%) quienes acudieron por iniciativa propia (52%) a pesar de que el nivel socioeconómico en el 52.3% de los casos pertenecía al nivel medio bajo.

Datos Clínicos

25.3% de los pacientes que fueron vistos con sospecha de alergia alimentaria no tenían antecedentes familiares de atopia. Del 74.7% de los pacientes que sí tenían antecedentes familiares de atopia, la enfermedad alérgica más común en familiares de primer grado fue la rinitis alérgica 846.1%) seguida de asma (35%) y un menor porcentaje de alergia alimentaria (18.8%) (Figura 8).

Con respecto a los antecedentes personales de atopia, el 100% de los pacientes vistos por el diagnóstico de sospecha de alergia alimentaria habían tenido una enfermedad alérgica previamente. El 52.5% tenía antecedente de rinitis alérgica, el 41.6% tenía historia de alergia alimentaria, el 34.2% tenía historia de asma, el 23.6% dermatitis atópica y el 16.7% había tenido urticaria (Figura 9).

A pesar de que el 80% de los pacientes habían tenido síntomas en relación con la ingesta de algún alimento, sólo el 48% fue referido para su atención y de éstos, sólo el 21% fue referido por su médico de atención primaria.

En el momento de la valoración inicial, el 61% de los pacientes presentaron algún tipo de síntoma, siendo la piel el órgano afectado con mayor frecuencia (57%), seguido de rinitis alérgica en 41%, síntomas gastrointestinales en 34.2%, mientras que el 5% de los pacientes presentó un evento de anafilaxia (Figura 10).

En el grupo de pacientes mayores de 14 años los síntomas en piel fueron los mas frecuentes (440 casos), seguidos por rinitis (227 casos), síndrome de alergia oral (205 casos), síntomas gastrointestinales (122 casos), asma (91 casos) y anafilaxia (66 casos).

De los pacientes en quienes se sospechó alergia alimentaria y que tuvieron síntomas cutáneos, el 41% presentó dermatitis atópica, el 26% urticaria, el 8% angioedema y el 1% urticaria de contacto (Figura 11).

Reacciones Anafilácticas

Al momento de realizar la historia clínica, el médico investigador debía catalogar la existencia de síntomas presentes o referidos basándose en su conocimiento previo.

De los pacientes en quienes se documentó el antecedente de reacciones anafilácticas, al investigar con qué tipo de alimento asociaban la presencia de síntomas de alergia alimentaria, no necesariamente anafilaxia, 43 pacientes refirieron haberla presentado síntomas posterior a la ingesta de algún tipo de fruta, 35 pacientes posterior a ingesta de mariscos, 29 pacientes posterior a la ingesta de leche, 28 pacientes lo relacionaron con huevo, 26 con pescado, 24 con frutos secos, 15 con carnes rojas, 14 con especias, 11 con vegetales, 9 con soya, 6 con otros cereales diferentes al trigo y/o soya, 5 con trigo y 3 con el pollo.

Aspectos Pediátricos

Debido a la proporción de pacientes vistos con sospecha de alergia alimentaria (70.7%), se describen las características de este subgrupo. El 38.7% acudió a guardería mientras que el 61.3% eran cuidados en casa. El tipo de lactancia que recibieron fue mixta en 79% de los casos, el 43.4% recibió leche materna por mas de 3 meses,. el 28.1% recibío leche materna entre uno y tres meses y el 28.5% recibió lactancia materna por menos de un mes. Con respecto al tipo de sucedáneo empleado, el 79.69% recibió una fórmula infantil regular, el 13.9% recibió una fórmula hipoalergénica, el 11.8% una fórmula de soya, el 10.34% recibió una fórmula extensamente hidrolizada de caseína, el 7.32% recibió atoles, entre otros datos que pueden verse en la figura 12.

El cuadro clínico asociado con la sospecha de alergia alimentaria en este grupo de edad fue: síntomas gastrointestinales en 81.03%, asma en 79.98%, rinitis en 71.96%, síntomas cutáneos en 58.66% y síndrome de alergia oral en 37.23%

Alimentos Involucrados

La leche fue referida con asociada con sospecha de alergia alimentaria en 879 casos, seguida de las frutas en 501 casos, huevo en 430 casos, mariscos en 269 casos, legumbres o vegetales en 203 casos, frutos secos en 183 casos, en 162 casos se relacionó con ingesta de pescado, 143 casos fueron atribuidos a la soya, 136 casos al trigo, 127 casos a las carnes rojas, 108 casos a cereales diferentes del trigo y/o soya, 85 casos al pollo, 64 casos a especias, y 5 casos al ajonjolí. Los grupos de alimentos sospechos de ser causantes de alergia alimentaria por grupo de edad se muestran en la figura 13.

El tipo de alimento que se observó con mayor frecuencia reportado de acuerdo con el cuadro clínico se muestra en la tabla 5, sin embargo, debido a las características de nuestra encuesta, no podemos afirmar la existencia de una asociación causal entre cuadro clínico y alimento sospechoso, solo se reportan las frecuencias observadas.

Diagnóstico

Diagnóstico Previo

La historia clínica se empleó en el 96.2% de los casos para establecer el diagnóstico de alergia alimentaria. Los estudios confirmatorios, que establecen el mecanismo inmunológico involucrado no se emplearon muy frecuentemente. Entre los estudios empleados, la determinación de IgE específica ya sea mediante la realización de pruebas cutáneas (realizada en 27.5%) o sérica (11.8%) fueron las que se reportaron con mayor frecuencia, sin evidencia de que se realizaran retos alimentarios, estándar de oro en el diagnóstico de alergia alimentaria (tabla 6).

Tratamiento Previo

El 54% de los pacientes con sospecha de diagnóstico de alergia alimentaria había recibido algún tipo de tratamiento en el año previo al estudio. El tratamiento mas frecuentemente empleado fueron las dietas de exclusión (70%), inmunoterapia (63%), esteroides sistémicos (33%), antileucotrienos, broncodilatadores y estabilizadores de mastocitos en 18% cada uno, mientras que el 14% había recibido algún tipo de medicina alternativa.

Exámenes diagnósticos a emplear

Cuando se les preguntó a los investigadores sobre la estrategia diagnóstica que emplearían en el paciente visto por sospecha de alergia alimentaria, los resultados fueron variados y se muestran en la tabla 7.

Discusión

La alergia alimentaria es percibida como un problema de salud importante por el público en general, sin embargo sólo un pequeño porcentaje de las reacciones que los pacientes asocian con algún alimento han podido ser confirmadas con un estudio alergológico completo.

A pesar de que prevalencia e incidencia de la alergia alimentaria actualmente no se conocen, está claro que su impacto es muy grande en el mundo entero. Al igual que otras enfermedades alérgicas, muchos estudios epidemiológicos sugieren que su prevalencia se está incrementando [15] y, aún cuando los datos que tenemos actualmente son el reflejo de la sociedad occidental, faltan datos de las economías emergentes [16,17].

En nuestro estudio, cercal del 80% de los pacientes habían tenido algún tipo de síntoma en relación con la ingesta de algún tipo de comida, sin embargo, el motivo de consulta no fue debida a las reacciones adversas a los alimentos, contrario a lo que se reporta en la literatura, sino la persistencia de los síntomas alérgicos, lo cual puede reflejar por un lado la importancia de los alimentos como causa de síntomas alérgicos, pero, por otro lado, que los pacientes no han establecido una relación causa-efecto entre la ingesta de algún alimento y la aparición de síntomas [18,19].

Existen mas de 170 alimentos que se sabe pueden ser causa de alergia alimentaria. Se han reportado en la literatura alergias alimentarias a un solo alimento, pero también alergias alimentarias múltiples [10]. Los alimentos que son responsables del 90% de las alergias alimentarias son cacahuate, leche, huevo, trigo, frutos secos, soya, pescado, crustáceos y moluscos [17]. En nuestro estudio, encontramos una mayor frecuencia de reacciones alérgicas que se sospechó podrían estar relacionadas con leche (44.59%), frutas (25.42%), huevo (21.8%), cereales (19.64%), mariscos (13.65%), vegetales (10.3%), frutos secos (9.23%), y pescado (8.22%). Otros alimentos que se mencionaron con menor frecuencia fueron carnes rojas, pollo, especias y condimentos (pimienta, chile), pero en particular, la cocoa o chocolate se mencionó con relativa frecuencia, lo cual está en concordancia con los hábitos alimenticios de la región.

Las alergias alimentarias son muy comunes en los niños pequeños, y disminuyen significativamente con la edad [18,20] en nuestro estudio, un alto porcentaje de pacientes con sospecha de alergia alimentaria fueron niños (70.7 % de la muestra total).

Los alimentos que se reportaron con mayor frecuencia en niños menores de cinco años son semejantes en nuestro estudio comparados con otros estudios realizados en otras regiones. Oceanía, Nueva Zelanda y Asia, la alergia al huevo aparentemente es más común que la alergia a las proteínas de la leche de vaca, mientras que lo opuesto ocurre en Estados unidos y el Medio Este, donde la alergia a las proteínas de la leche de vaca se reporta con mayor frecuencia. En Europa, el patrón de alimentos causales de alergia alimentaria es mas variado pero tanto la leche de vaca como el huevo ocupan los dos primeros sitios de alérgenos alimentarios en este grupo de edad. En Asia, los pescados y mariscos tienen una prevalencia mayor entre los preescolares, así como otro tipo de alérgenos alimentarios inusuales como los huevos de hormiga [24]. En niños mayores de cinco años, existe una diversidad mas amplia de alimentos reportados como causales de alergia alimentaria, pero los cacahuates, las nueces, mariscos, huevo y leche de vaca son comunes a la mayoría de las regiones. En algunos países europeos, los alérgenos de las frutas como el kiwi, se han reportado consistentemente como causas comunes de alergia alimentaria, y lo mismo se ha observado en países de Centro y Sudamérica. El cacahuate y otras nueces se han reportado como alérgenos alimentarios importantes en Australia, Europa Occidental y los Estados Unidos. En Europa Oriental, el huevo permanece como el alérgeno mas frecuente en un gran número de países de esta región, en este grupo etario. En el Medio Oriente el ajonjolí se ha reportado como un alérgeno alimentario importante, mientras que en Turquía la alergia a la carne de res es frecuente en niños menores y mayores de cinco años. Otras regiones donde se ha

44

reportado alergia a la carne de res entre los cinco alérgenos mas comunes son Polonia, Colombia y Mozambique, aunque los datos son limitados [9].

No existe una definición universalmente aceptada de anafilaxia, y los criterios para su diagnóstico no son completamente claros, lo cual lleva a confusiones en su diagnóstico y tratamiento. La Academia Europea de Alergia e Inmunología Clínica (EAACI) la define como una reacción de hipersensibilidad sistémica o extensa que pone en peligro la vida. La Sociedad Española de Alergia e Inmunología Clínica considera a la anafilaxia como una reacción alérgica severa de inicio rápido y potencialmente fatal que afecta a la piel y/o mucosas y que involucra compromiso cardiovascular [21].

En nuestro estudio, 146 pacientes fueron catalogados por haber tenido una reacción anafiláctica. De éstos, 106 pacientes habían tenido al menos un episodio de reacción adversa a un alimento (sospecha de alergia alimentaria) con anterioridad. El 59.3% había buscado atención médica por problemas alérgicos en el último año. El tipo de sintomatología que habían presentado en orden de frecuencia fueron síntomas cutáneos, digestivos, cardiovasculares, pero no fue diferente de los pacientes que no tenían historia de reacciones anafilácticas.

En el estudio Mexipreval, la mayoría de los pacientes que fueron vistos con sospecha de alergia alimentaria, buscaron atención médica privada, esto debido tal vez a las características de nuestro estudio, donde los entrevistadores fueron médicos especialistas que contribuyeron de forma voluntaria pero también debido a las características de saturación de los sistemas de salud públicos.

Cuando se les interrogó a los investigadores sobre la estrategia a emplear para corroborar el diagnóstico de alergia alimentaria, además de la historia clínica, las pruebas cutáneas por escarificación fueron mencionadas con mayor frecuencia, esto probablemente refleja que las pruebas cutáneas son el método de elección para determinar la presencia de sensibilización mediada por IgE, son más accesibles, seguras y tienen una buena sensibilidad y especificidad en manos de alergólogos calificados, además, en algunos pacientes con pruebas cutáneas positivas, la determinación sérica de IgE específica no necesariamente aporta datos relevantes. El método diagnóstico considerado como el estándar de oro en alergia alimentaria, las pruebas de reto oral, doble ciego controladas con placebo, o simple ciego, permiten establecer el diagnóstico de alergia alimentaria debida a mecanismos de hipersensibilidad tanto IgE como no IgE, pero aún se emplea poco, y deberá realizarse solo por personal cualificado debido a las reacciones adversas que pudieran presentarse, como la anafilaxia [22].

No debe olvidarse que este estudio es un estudio exploratorio, en el que sólo se estableció las condiciones iniciales para la sospecha de alergia alimentaria así como los alimentos implicados, y no se llevaron a cabo pruebas diagnósticas confirmatorias de forma estandarizada.

La piedra angular del manejo de la alergia alimentaria es la eliminación del alérgeno implicado, sin embargo el proceso de eliminación del alérgeno podría predisponer a los pacientes, especialmente niños a dietas inadecuadas, y provocar deficiencias nutricionales [23] por lo que las dietas de eliminación deben realizarse de la forma mas específica posible. En el caso de pacientes con alergia a las proteínas de la leche de vaca (APLV), se han documentado deficiencias nutricionales con detención del crecimiento, deficiencias de calcio y vitamina D lo que podría impactar también la absorción de micronutrientes [23] y debido a las semejanzas entre la alergia alimentaria y algunos síntomas de malnutrición, se hace imperativo entender y evaluar la interacción entre alergia alimentaria y nutrición a fin de proteger e identificar apropiadamente las fuentes alimenticias para subpoblaciones particulares en países y comunidades económicamente en desventaja [17]. Esto es complicado pero justifica la necesidad de un diagnóstico detallado a fin de evitar las dietas de eliminación de múltiples alimentos impuestas por un mal diagnóstico [24,25].

Aún cuando la tolerancia alimentaria se adquiere durante la infancia (22) la lactancia materna se convierte en el estándar de oro en prevención de la alergia alimentaria [23], sin embargo, en nuestro estudio, el 79% de los lactantes había recibido algún tipo de fórmula maternizada. El 43.4% recibió lactancia materna mas de 3 meses, y no encontramos criterios determinados para la elección del tipo de fórmula a emplear cuando se sospechó alergia alimentaria aún cuando existen guías específicas para el manejo de la alergia a la proteína de la leche de vaca [26-30].

A pesar de que obtener información a través de un cuestionario es una limitante para establecer la prevalencia de la alergia alimentaria debido a los sesgos que pueden generarse [15], consideramos que una de las fortalezas de nuestro estudio es que constituye el primer esfuerzo para generar un cuestionario estandarizado con el propósito de obtener un perfil clínico epidemiológico para los pacientes con alergia alimentaria en nuestro país, lo que nos permitió dar un primer paso para comprender las características que se consideran cuando se sospecha el diagnóstico de alergia alimentaria desde el punto de vista de los profesionales que atienden a estos pacientes.

El conocer las manifestaciones clínicas, así como los alérgenos implicados y los disparadores es crucial para establecer estrategias para el diagnóstico adecuado, la prevención y el tratamiento de la alergia alimentaria. Se requieren programas educativos para médicos generales, pediatras y personal de salud a fin de mejorar el conocimiento de esta condición.

Figura 7: Grupos de trabajo por región

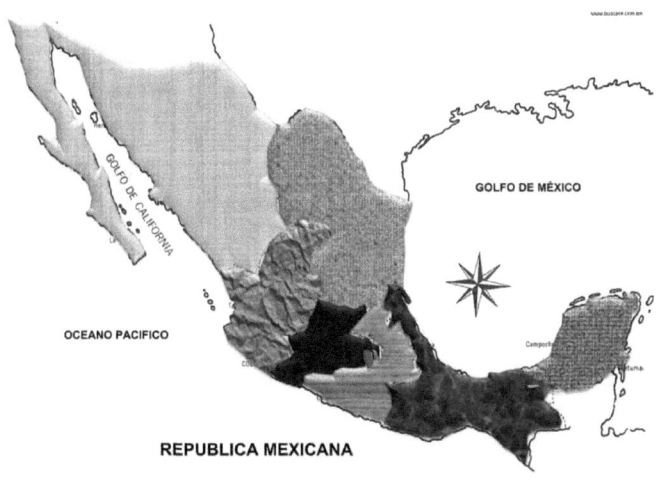

REPUBLICA MEXICANA

	Región	Entidades Federativas
	Noroeste	Baja California Norte, Baja California Sur, Sonora, Sinaloa, Chihuahua, Durango
	Noreste	Coahuila, Nuevo León, Tamaulipas, San Luis Potosí
	Occidente	Nayarit, Zacatecas, Jalisco, Colima, Aguascalientes
	Centro A	Michoacán, Querétaro, Guanajuato, Estado de México
	Centro B	Hidalgo, Puebla, Tlaxcala, Morelos, Guerrero
	Sur	Oaxaca, Veracruz, Tabasco, Chiapas
	Peninsula	Campeche, Yucatán, Quintana Roo
	Ciudad de México	Distrito Federal

Tabla 4: Número de encuestas aplicadas por entidad federativa

Código	Entidad Federativa	Número de Encuestas
01	Aguascalientes	52
02	Baja California Norte	3
03	Baja California Sur	6
04	Campeche	0
05	Chiapas	19
06	Chihuahua	6
07	Coahuila de Zaragoza	11
08	Colima	11
09	Durango	0
10	Guanajuato	10
11	Guerrero	216
12	Hidalgo	80
13	Jalisco	43
14	Estado de México	10
15	Michoacán de Ocampo	72
16	Morelos	7
17	Nayarit	47
18	Nuevo León	44
19	Oaxaca	7
20	Puebla	183
21	Querétaro de Arteaga	218
22	Quintana Roo	42
23	San Luis Potosí	1
24	Sinaloa	3
25	Sonora	8
26	Tabasco	86
27	Tamaulipas	157
28	Tlaxcala	78
29	Veracruz de Ignacio de la Llave	95
30	Yucatán	68
31	Zacatecas	161
32	Distrito Federal	212
total		1971

Figura 8: Historia familiar de Atopia

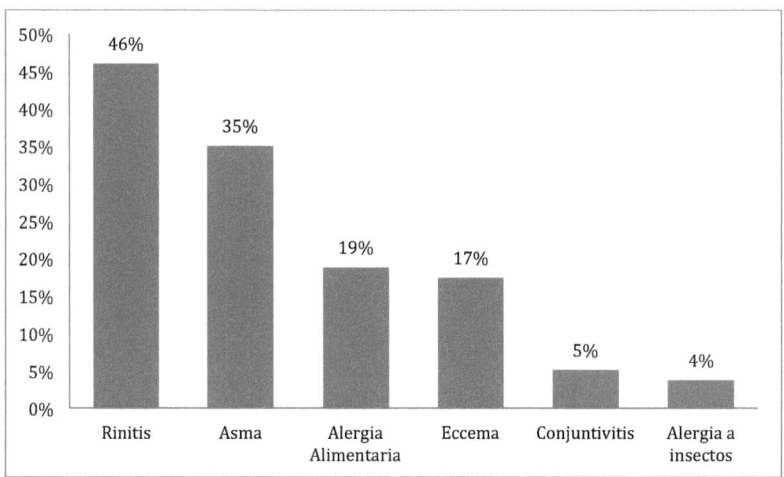

Figura 9: Antecedentes personales de Atopia

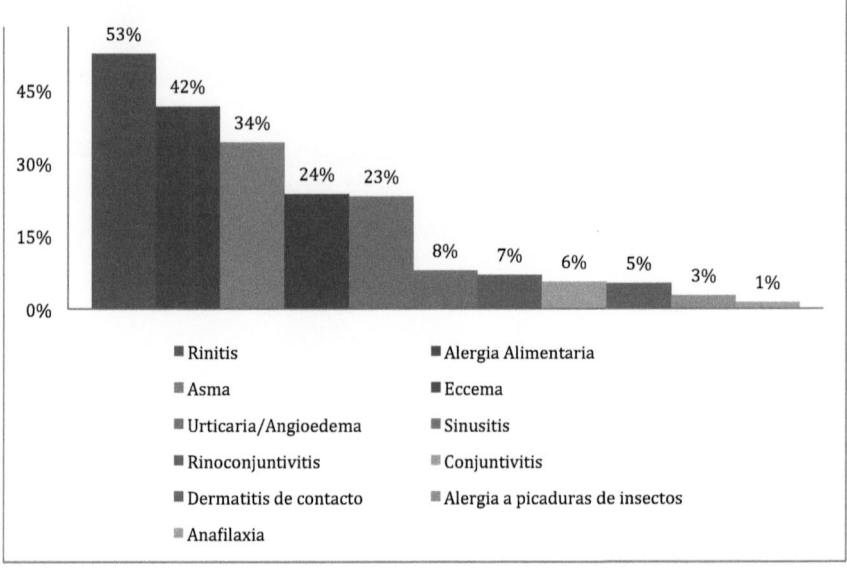

Figura 10: Sintomatología referida en relación con sospecha de alergia alimentaria

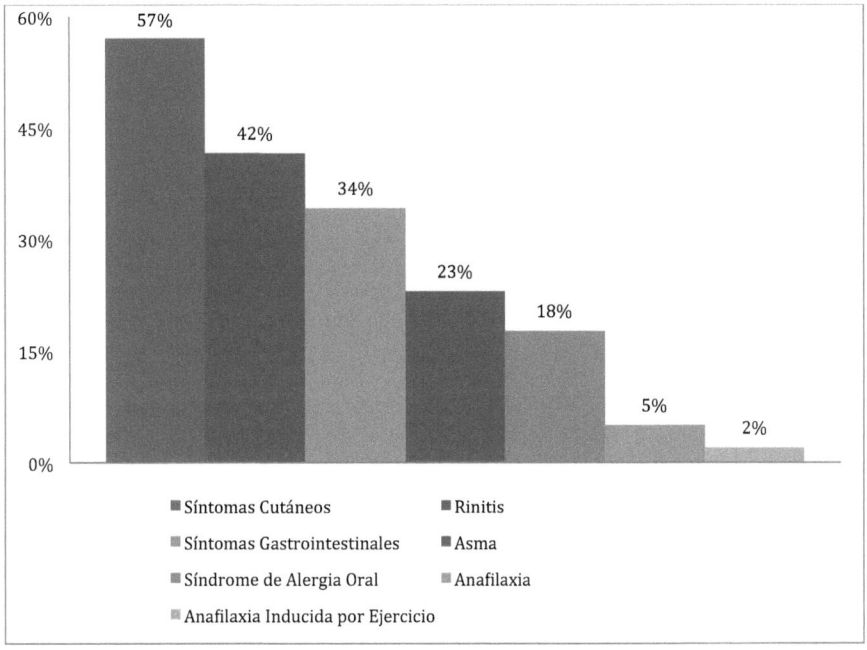

Figura 11: Síntomas cutáneos referidos como sospechosos de Alergia Alimentaria

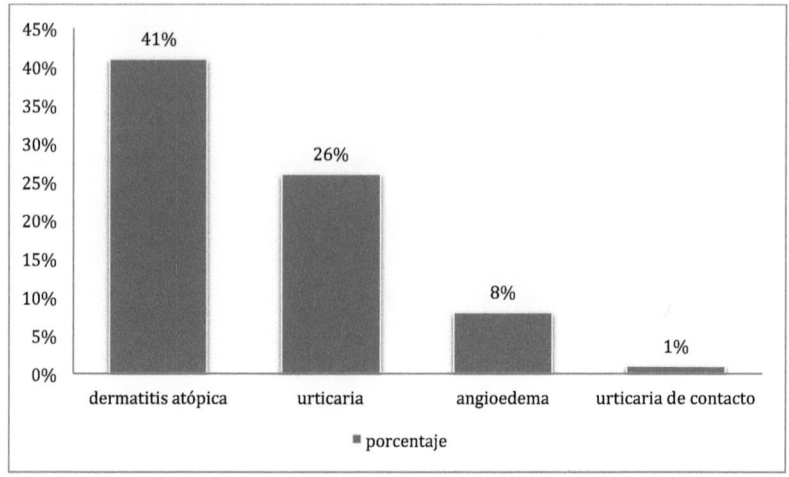

Figura 12: Tipo de fórmula infantil empleada en niños con sospecha de Alergia Alimentaria

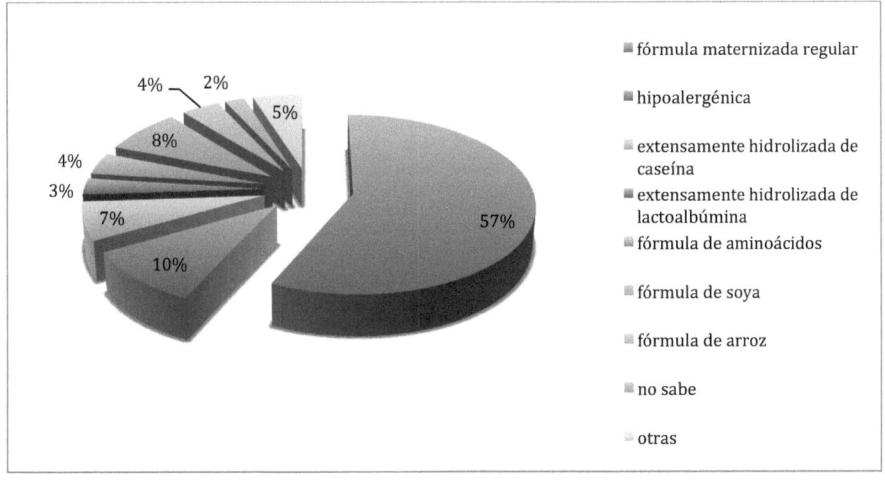

Figura 13: Frecuencia de alimento sospechoso de alergia alimentaria por grupo de edad

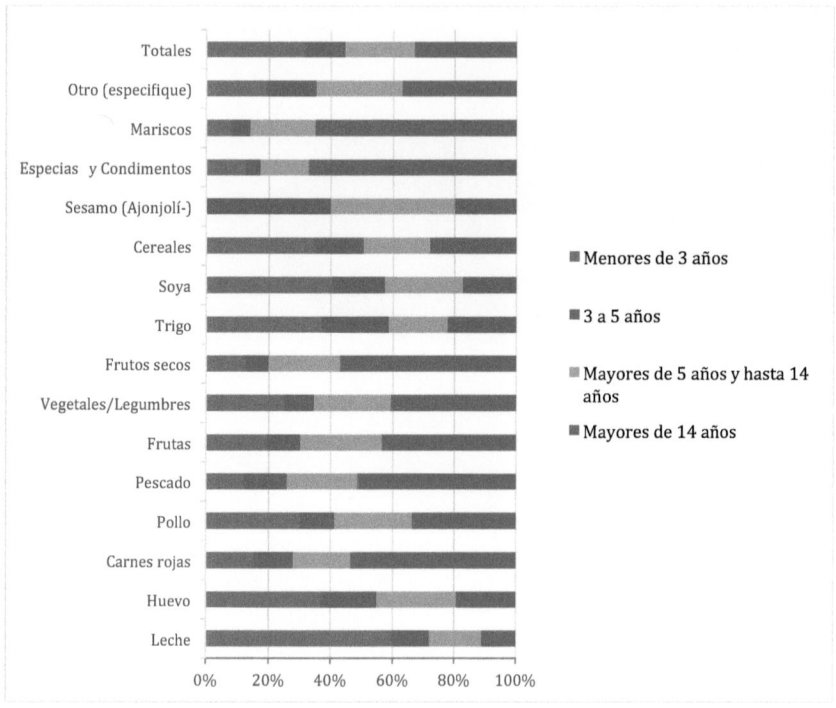

Tabla 5: Frecuencia de alimento reportado como causal de Alergia Alimentaria en relación con el cuadro clínico

	Síndrome de Alergia Oral	Rinitis	Asma	Síntomas Gastrointestinales	Anafilaxia	Síntomas Cutáneos
Leche	62	440	259	467	16	425
Huevo	55	226	129	134	17	252
Carnes rojas	21	53	25	31	10	94
Pollo	14	52	27	26	3	55
Pescado	33	62	25	38	20	125
Frutas	176	241	119	123	37	258
Vegetales	57	103	50	72	11	116
Frutos secos	68	74	39	41	22	102
Trigo	13	90	48	68	5	73
Soya	19	86	35	87	5	69
Cerales (otros)	19	69	29	47	5	61
Ajonjoli	3	3	2	1	0	2
Mariscos	71	78	40	43	28	203

Tabla 6: Exámenes diagnósticos empleados con anterioridad para establecer el diagnóstico de Alergia Alimentaria

MÉTODO DIGNÓSTICO	PORCENTAJE
Historia clínica	96%
Pruebas cutáneas por escarificación	28%
Biometría hemática	23%
Reto oral abierto	18.5%
IgE total sérica	16.3%
IgE específica sérica	11.8%
Pruebas cutáneas prick to prick	9%
Otros	7.9%
Pruebas de parche	5%
IgG específica sérica	1.5%
Biopsia gastrointestinal	1.3%
IgA secretora	0.3%
Reto doble o simple ciego controlado con placebo	0.2%
Triptasa	0.1%

Tabla 7: Exámenes diagnósticos que se emplearán para corroborar el diagnóstico de Alergia Alimentaria

MÉTODO DIAGNÓSTICO	PORCENTAJE
Historia clínica	100%
Pruebas cutáneas por escarificación	56%
IgE específica sérica	45.2%
Reto oral abierto	42.7%
IgE total	30.3%
Biometría hemática	30%
Pruebas cutáneas prick to prick	30%
Pruebas de parche	10%
Reto oral doble o simple ciego controlado con placebo	8.3%
IgG específica sérica	1.8%
Triptasa	1.6%
Biopsia gastrointestinal	1.4%
IgA secretora	0.5%

Referencias:

1. Pawankar R, Canonica GW, Holgate ST, Lockey RF. White Book on Allergy. Pawankar R, Canonica GW, Holgate ST, Lockey RF, editores. Organization. Milwaukee, Wisconsin: World allergy Organization; 2011. 1-210 p.

2. Demoly P, Hellings P, Muraro A, Papadopoulos NG, van Ree R. Global Atlas oF Global Atlas oF ALLERGY. En: Akdis CA, Agache I, editores. Global Atlas of allergy. European Academy of allergy and clinical Immunology; 2014.

3. Prescott S, Allen KJ. Food allergy: Riding the second wave of the allergy epidemic. Pediatric Allergy and Immunology. 2011. p. 155-60.

4. Sampson H a. Food allergy - Accurately identifying clinical reactivity. Allergy Eur J Allergy Clin Immunol Suppl. 2005;60(10):19-24.

5. Sicherer SH, Sampson H a. Food allergy: Epidemiology, pathogenesis, diagnosis, and treatment. J Allergy Clin Immunol. Elsevier Ltd; 2014;133(2):291-307.e5.

6. Prescott SL, Pawankar R, Allen KJ, Campbell DE, Sinn JK, Fiocchi A, et al. A global survey of changing patterns of food allergy burden in children. World Allergy Organ J. enero de 2013;6(1):21.

7. Woods R, Thien F, Raven J, Walters E, Abramson N. Prevalence of food allergy in young adults and their relationship to asthma, nasal allergies, and eccema. Ann Allergy Asthma immunol. 2002;88(2):183-9.

8. Boye JI. Food allergies in developing and emerging economies: need for comprehensive data on prevalence rates. Clin Transl Allergy. enero de 2012;2(1):25.

9. Boye JI. Food allergies in developing and emerging economies: need for comprehensive data on prevalence rates. Clin Transl Allergy. Clinical and Translational Allergy; enero de 2012;2(1):25.

10. Bartra J, Sastre J, del Cuvillo A, Montoro J, Jáuregui I, Dávila I, et al. From pollinosis to digestive allergy. J Investig Allergol Clin Immunol. enero de 2009;19 Suppl 1:3-10.

11. Cianferoni A, Spergel JM. Food allergy: review, classification and diagnosis. Allergol Int. diciembre de 2009;58(4):457-66.

12. Kummeling I, Mills ENC, Clausen M, Dubakiene R, Pérez CF, Fernández-Rivas M, et al. The EuroPrevall surveys on the prevalence of food allergies in children and adults: background and study methodology. Allergy. 2009;64:1493-7.

13. Burney PGJ, Potts J, Kummeling I, Mills ENC, Clausen M, Dubakiene R, et al. The prevalence and distribution of food sensitization in European adults. Allergy. marzo de 2014;69(3):365-71.

14. Asero R, Antonicelli L, Arena A, Bommarito L, Caruso B, Crivellaro M, et al. EpidemAAITO: features of food allergy in Italian adults attending allergy clinics: a multi-centre study. Clin Exp Allergy. abril de 2009;39(4):547-55.

15. Marrugo J, Hernández L, Villalba V. Prevalence of self-reported food allergy in Cartagena (Colombia) population. Allergol Immunopathol (Madr). 2008;36(6):320-4.

16. Ibañez M, Garde JM. Allergy in Patients Under Fourteen Years of Age in Alergológica 2005. J Investig Allergol Clin immunol. 2009;19(suppl 2):61-8.

17. Nwaru BI, Hickstein L, Panesar SS, Muraro a, Werfel T, Cardona V, et al. The epidemiology of food allergy in Europe: a systematic review and meta-analysis. Allergy. enero de 2014;69(1):62-75.

18. Woods RK, Stoney RM, Raven J, Walters EH, Abramson M, Thien FCK. Reported adverse food reactions overestimate true food allergy in the community. Eur J Clin Nutr. 2002;56:31-6.

19. Medina-Hernández A, Huerta-Hernández RE, Góngora-Meléndez M, Domínguez-Silva MG, Mendoza-Hernández DA, SJ R-T, et al. Perfil Clínico Epidemiológico de pacientes con sospecha de Alergia Alimentaria en la República Mexicana. Estudio Mexipreval. Rev Alerg Mex. 2015;1(1).

20. Gouitaa M, Boutin-Forzano S, Hammou Y, Ramadour M, Charpin D. Personal risk factors for cypress pollen allergy. Allergy. abril de 2005;60(4):533-5.

21. Wang J, Sampson H a. Food allergy: recent advances in pathophysiology and treatment. Allergy Asthma Immunol Res. octubre de 2009;1(1):19-29.

22. Hong X, Wang X. Early life precursors, epigenetics, and the development of food allergy. Semin Immunopathol. 2013;34(5):655-69.

23. Martino DJ, Prescott SL. Silent mysteries: Epigenetic paradigms could hold the key to conquering the epidemic of allergy and immune disease. Allergy Eur J Allergy Clin Immunol. 2010;65:7-15.

24. Tan T, Ellis J, Saffery R, Ellis K. The role of genetics and environment in thr rise of childhood allergy. Clin Exp Allergy. 2011;1-10.

25. Schaub B, Liu J, Höppler S, Schleich I, Huehn J, Olek S, et al. Maternal farm exposure modulates neonatal immune mechanisms through regulatory T cells. J Allergy Clin Immunol. 2009;123.

26. Muraro A, Werfel T, Hoffmann-Sommergruber K, Roberts G, Beyer K, Bindslev-Jensen C, et al. EAACI Food Allergy and Anaphylaxis Guidelines: diagnosis and management of food allergy. Allergy. 2014;69:1008-25.

27. Silva D De, Geromi M, Halken S, Host A, Panesar SS, Muraro A, et al. Primary prevention of food allergy in children and adults : systematic review. Allergy. 2014;69:581-9.

28. Pediatrics AA of. www.aap.org [Internet]. 2015. Recuperado a partir de: www.aap.org

29. Fiocchi A, Brozek J, Schünemann H, Bahna SL, von Berg A, Beyer K, et al. World Allergy Organization (WAO) Diagnosis and Rationale for Action against Cow's Milk Allergy (DRACMA) Guidelines. Pediatr Allergy Immunol. julio de 2010;21 Suppl 2(April):1-125.

30. Nwaru BI, Hickstein L, Panesar SS, Roberts G, Muraro a, Sheikh a. Prevalence of common food allergies in Europe: a systematic review and meta-analysis. Allergy. 10 de mayo de 2014;69:992-1007.

31. Urisu A, Ebisawa M, Ito K, Aihara Y, Ito S, Mayumi M, et al. Japanese guideline for food allergy. 2014. Allergol Int. 2014;63:399-419.

32. Asero R, Ballmer-Weber BK, Beyer K, Conti A, Dubakiene R, Fernandez-Rivas M, et al. IgE-mediated food allergy diagnosis: Current status and new perspectives. Mol Nutr Food Res. 2007;51:135-47.

33. Schoos AM, Chawes BLK, Følsgaard N V, Samandari N, Bønnelykke K, Bisgaard H. Disagreement between skin prick test and specific IgE in young children. 2015;2000:41-8.

34. Burks AW, Tang M, Sicherer S, Muraro A, Eigenmann P a, Ebisawa M, et al. ICON: food allergy. J Allergy Clin Immunol. Elsevier Ltd; abril de 2012;129(4):906-20.

35. Longo G, Berti I, Burks a W, Krauss B, Barbi E. IgE-mediated food allergy in children. Lancet. Elsevier Ltd; 16 de noviembre de 2013;382(9905):1656-64.

36. Sherwood E, Boyd A. Food allergy in children and young people. NICE Clin Guidel. 2012;(February).

37. Stokes Peebles R, Church MK, Durham SR. Principles of Allergy Diagnosis. Allergy. Fourth Edi. London, U.K.: Elsevier Ltd; 2012. p. 129-46.

38. Urisu A, Ebisawa M, Mukoyama T, Morikawa A, Kondo N. Japanese guideline for food allergy. Allergol Int. marzo de 2011;60(2):221-36.

39. Turjanmaa K, Darsow U, Niggemann B, Rancé F, Vanto T, Werfel T. EAACI/GA2LEN position paper: Present status of the atopy patch test. Allergy Eur J Allergy Clin Immunol. 2006;61(9):1377-84.

40. Sampson H a, Wijk G Van, Bindslev-jensen C, Sicherer S. PRACTALL consensus report Standardizing double-blind , placebo-controlled oral food challenges : American Academy of Allergy , Asthma & Immunology – European Academy of Allergy and Clinical Immunology PRACTALL consensus report. J Allergy Clin Immunol. 2012;130:1260-74.

41. Turner PJ, Boyle RJ. Food allergy in children: what is new? Curr Opin Clin Nutr Metab Care. mayo de 2014;17(3):285-93.

42. Simons FER, Ardusso LR, Bilo MB, Cardona V, Ebisawa M, El-Gamal YM, et al. International consensus on (ICON) anaphylaxis. World Allergy Organ J. England; 2014;7(1):9.

43. Burks a W, Tang M, Sicherer S, Muraro A, Eigenmann P a, Ebisawa M, et al. ICON: food allergy. J Allergy Clin Immunol. Elsevier Ltd; abril de 2012;129(4):906-20.

44. Dellon ES. Approach to diagnosis of eosinophilic esophagitis. Gastroenterol Hepatol (N Y). noviembre de 2011;7(11):742-4.

45. Epstein J, Warner J. Recent advances in the phatophysiology and management of eosinophilic oesophagitis. Clin Exp Allergy. 2014;44:802-12.

46. Morita H, Nomura I, Matruda A, Saito H, Matsumoto K. Gastrointestinal food allergy in infants. Allergol Int. 2013;62:297-307.

47. Simons FER, Ardusso LR, Bilò MB, Cardona V, Ebisawa M, El-Gamal YM, et al. International consensus on (ICON) anaphylaxis. World Allergy Organ J. 2014;7:9.

48. Giovannini M, D'Auria E, Caffarelli C, Verduci E, Barberi S, Indinnimeo L, et al. Nutritional management and follow up of infants and children with food allergy: Italian Society of Pediatric Nutrition/Italian Society of Pediatric Allergy and Immunology Task Force Position Statement. Ital J Pediatr. Italian Journal of Pediatrics; enero de 2014;40(1):1.

49. Tham EH, Rajakulendran M, Shek LP. Prevention of food allergy in the real life. Asian Pacific J Allergy Immunol. 2014;32:16-24.

50. Tham EH, Rajakulendran M, Shek LP. Prevention of food allergy in the real life. Asian Pacific J Allergy Immunol. 2014;32(1):16-24.

51. De Silva D, Geromi M, Panesar SS, Muraro a, Werfel T, Hoffmann-Sommergruber K, et al. Acute and long-term management of food allergy: systematic review. Allergy. febrero de 2014;69(2):159-67.

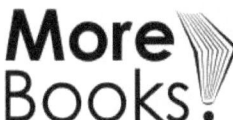
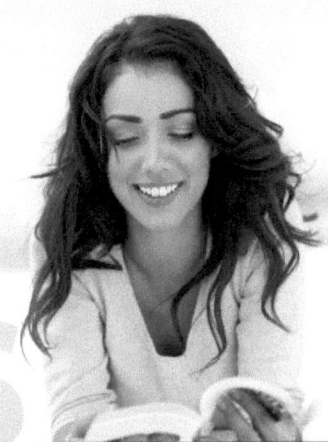

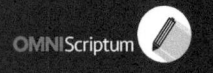

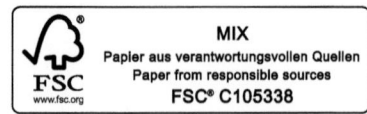